Manuel Angel García Chicano
Mireia López Tornero
María Isabel González Sánchez

# Diferentes métodos de triaje en urgencias de una misma ciudad

Manuel Angel García Chicano
Mireia López Tornero
María Isabel González Sánchez

# Diferentes métodos de triaje en urgencias de una misma ciudad

## Elemento clave en el pronóstico de los pacientes que acuden con dolor torácico

PUBLICIA

**Imprint**



Cover image: www.ingimage.com

Publisher:
PUBLICIA
is a trademark of
Dodo Books Indian Ocean Ltd. and OmniScriptum S.R.L publishing group

120 High Road, East Finchley, London, N2 9ED, United Kingdom
Str. Armeneasca 28/1, office 1, Chisinau MD-2012, Republic of Moldova, Europe
Managing Directors: Ieva Konstantinova, Victoria Ursu
info@omniscriptum.com

Printed at: see last page
**ISBN: 978-620-9-18467-3**

**Índice**

**Resumen:**

Objetivo: Analizar el tiempo de espera y de pruebas complementarias desde que el paciente llega al servicio de Urgencias, en un triaje de urgencias de un hospital urbano realizado por médicos (SET), comparado con el triaje realizado por enfermeros (MTS) en un hospital de la misma ciudad en pacientes diagnosticados de patología isquémica cardiaca.

Método: Se han revisado los casos de patología cardiaca isquémica diagnosticados en urgencias durante el mes de enero de 2018. Se ha utilizado como fuente de datos las Historias clínicas informatizadas del programa informático SELENE. Se ha realizado un análisis estadístico descriptivo con proporciones y medidas de tendencia central, análisis de consistencia y un análisis comparativo de variables cualitativas (Chi cuadrado de Pearson).

Resultados: Se han analizado respectivamente 37 y 39 pacientes de cada hospital (total de 76)

Se valora en menos tiempo a un paciente que acude por dolor torácico en el hospital donde el triaje es MTS. Por otro lado las pruebas complementarias se solicitan antes el hospital donde el triaje es SET.

Se observa también que el tiempo que conlleva obtener los resultados de la analítica de sangre varía en la organización de uno y otro hospital.

Dentro de los objetivos secundarios destaca que los antecedentes familiares y la obesidad se registra deficientemente en las historias clínicas de ambos hospitales, por el contrario las características del dolor torácico se recogen en general adecuadamente al igual que la exploración física.

Dos tercios de los pacientes se diagnostican de SCASEST/ángor siendo el destino más frecuente el ingreso en Cardiología.

Existe una concordancia aceptable entre el diagnóstico en urgencias y tras el alta tras el ingreso en ambos hospitales.

Conclusión: Se necesita un estudio con mayor población para poder asegurar que un triaje en mejor que otro, en MTS la valoración por un médico es más precoz mientras que las pruebas complementarias que pueden ayudar en el diagnóstico y pronostico se solicitan antes en el SET.

El registro de ECG en la historia del paciente no se ha podido realizar por carencias en el sistema informático lo que podría dar información de cuanto tiempo trascurre desde que llega el paciente a Urgencias hasta que se realiza.

*Palabras clave*: Servicios médicos de Urgencias, Triaje, Dolor torácico; Síndrome Coronario Agudo, Factores de Tiempo

**Pregunta PICO.**

**P**= En pacientes diagnosticados de cardiopatía isquémica en un servicio de urgencias por dolor torácico con triaje médico

**I**=Analizar el tiempo de espera y adecuación en la petición de pruebas complementarias.

**C**= Un servicio de urgencias de otro hospital de mismo nivel y misma ciudad con triaje enfermero.

**O**= Valorar si existen diferencias en el tiempo de sospecha, peticiones de pruebas y diagnóstico.

**1.-Introducción y Antecedentes Finalidad del estudio: problema que intenta resolver. Razones o justificación por las que la investigación propuesta es importante.**

La evaluación del paciente con dolor torácico no traumático es uno de los mayores retos para los médicos que prestan asistencia en los servicios de urgencias. Este trastorno supone entre el 5 y el 20% del volumen total de urgencias médicas y se estima que por cada mil habitantes un hospital de referencia atiende una urgencia por dolor torácico al mes[1].

Del total de consultas por dolor torácico no traumático, el 30% corresponden a síndrome coronario agudo (SCA) y el restante 70% se distribuye en patologías no coronarias[2]. Los SCA son la manifestación clínica más frecuente y nociva de la Enfermedad Coronaria (EC)[3, 4], que sigue siendo la principal causa de muerte y morbilidad en Europa.

En España, las tasas de mortalidad por EC han disminuido de manera continuada durante los últimos 40 años. Sin embargo, el número absoluto de muertes por EC aumentó de 1980 a 2000 y se ha reducido de manera constante desde entonces. La EC sigue siendo la más frecuente causa individual de muerte para los varones y la segunda para las mujeres[5].

Un reciente estudio indica que los casos de SCA aumentarán en España en las próximas décadas. La causa más importante de este aumento será la expansión de la población anciana, que supondrá hasta un 60% del total de casos de SCA al llegar al año 2049. La reducción de la letalidad a 28 días se ha observado en los pacientes hospitalizados: la muerte súbita por SCA continúa siendo un problema de salud pública sin resolver[6].

Por todo lo anterior, el síntoma de dolor torácico no traumático provoca inquietud entre los profesionales sanitarios, ya que la posible asociación de este síntoma con enfermedades potencialmente mortales y el dato de que en cerca del 50% de los casos la clínica es compatible con un síndrome coronario agudo (SCA) provoca un importante número de ingresos innecesarios que se podrían evitar con un diagnóstico inicial más preciso, ya que estas hospitalizaciones generan un elevado coste[7].

La gestión del dolor torácico en los servicios de urgencias suele ser heterogénea, ya que en ella participan sanitarios de distinto grado de formación (enfermeros, médicos residentes, médicos facultativos) lo que puede originar problemas clínicos, ya que abarca diferentes posibilidades diagnósticas que incluye desde patologías banales a emergencias sanitarias, por ello la importancia de identificar el origen del dolor con la mayor precisión durante su valoración en urgencias a ser posible en su primera valoración.

En este primer momento es muy importante el triaje, concepto definido como el proceso de valoración clínica preliminar que ordena los pacientes en función de su urgencia/gravedad antes de la valoración diagnóstica y terapéutica completa. Puede ser también definido como recepción, acogida y clasificación (RAC), que es el término acuñado por la Sociedad Española de Enfermería de Urgencias y Emergencias. El sistema de triaje garantiza la categorización de los pacientes con el objetivo de que los pacientes más urgentes sean visitados prioritariamente cuando la situación del servicio origina una eventual espera6.

En España, el Manchester Triage System (MTS) y el Model Andorrà de Triatge (MAT), que se adoptó como modelo estándar para España con el nombre de Sistema Español de Triaje (SET) son los dos sistemas que han alcanzado mayor difusión.

Las recomendaciones de diferentes asociaciones científicas como la

SEMES, el Grupo Español de Triaje Manchester, y la SEEUE aconsejan que esta función sea realizada por enfermería. Pese a este consenso existente de que el triaje es una competencia enfermera, algunos estudios sugieren que el triaje de enfermería con apoyo médico es más eficiente que el triaje de enfermería asilado. Así, la SEMES entiende el MAT-SET como un sistema de triaje de enfermería no excluyente (con participación médica siempre que se crea necesario), que involucra a los médicos en los procesos de estudio e implantación del sistema e integra en el triaje enfermero dinámicas multidisciplinares[8].

Ante la llegada de un enfermo con dolor torácico a los servicios de urgencias la valoración inicial irá orientada a discernir si la etiología de este síntoma supone algún riesgo vital o no para el paciente. Hay que tener en cuenta que las herramientas disponibles para un diagnóstico correcto se basan principalmente en la Historia clínica y exploración física, teniendo apoyo en pruebas complementarias básicas como el ECG y marcadores de laboratorio.

Entre los factores que influyen un buen diagnóstico está presenta la anamnesis, recoger información sobre los factores de riesgo del paciente para padecer una enfermedad coronaria, las características del dolor torácico de perfil isquémico, a su vez es importante una buena exploración física, hay que buscar todos los datos objetivos que pueden apuntar algún tipo de afección. Se debe monitorizar al paciente, realizar un electrocardiograma siempre que se sospeche que existe isquemia, no obstante, que el electrocardiograma sea normal no debe dejarnos totalmente tranquilos, ya que esto sucede en un 25% de los casos y el paciente evoluciona hacia un infarto agudo de miocardio. Cuando más sensibilidad y especificidad presenta esta prueba es cuando el paciente tiene dolor y es muy importante comparar los electrocardiogramas con los previos, también la radiografía puede aportar signos directos o indirectos de la etiología del dolor torácico y las determinaciones de enzimas cardíacas ayudan al diagnóstico de necrosis en los dolores con perfil isquémico[9].

El lugar donde se recogen estos registros y resultados de pruebas es en la historia clínica informatizada del paciente. El informe de alta constituye un documento que avala nuestro nivel profesional y sirve de transmisor de información útil para el paciente y otros profesionales sanitarios[10]. Por este motivo se ha decidido tomar como marcador de evaluación de los pacientes incluidos en el estudio el informe oficial de alta clínica del servicio de urgencias.

El Hospital 1 tiene un triaje formado por un médico con apoyo de enfermería siguiendo el modelo de clasificación SET, donde inicialmente se solicitan pruebas complementarias y en un tiempo determinado el paciente vuelve a ser valorado por otro médico. El Hospital 2 realiza enfermería el triaje con un modelo MTS. Ninguno de estos dos hospitales posee servicio de hemodinámica para realizar angioplastia coronaria.

El objetivo principal de este estudio es conocer si existen diferencias entre dos modelos diferentes de triaje de dos hospitales de una misma ciudad en el manejo del dolor torácico agudo no traumático de pacientes diagnosticados de cardiopatía isquémica.

## 2.- Hipótesis y Objetivos generales y específicos del estudio.

**Hipótesis nula:** El modelo de triaje no influye en el tiempo de diagnóstico final del paciente que presenta patología cardiaca isquémica.

**Objetivo principal:** Analizar el tiempo de espera desde que el paciente llega al servicio de Urgencias y petición de pruebas complementarias en un triaje de urgencias de un hospital urbano realizado por médicos, comparado con el triaje realizado por enfermeros en un hospital de la misma ciudad en pacientes diagnosticados de patología isquémica cardiaca.

**Objetivo secundario:**

1) Analizar la calidad de registro de diferentes variables en los informes clínicos.
2) Describir características sociodemográficas de la población que sufre estos eventos.
3) Describir el destino del paciente tras el alta de urgencias, si precisó cuidados intensivos y estancia media hospitalaria.
4) Analizar la correlación entre el motivo de consulta y diagnóstico final en urgencias y tras el alta hospitalaria.

## 3.- Aplicabilidad y utilidad de los resultados.

El dolor torácico es un motivo muy frecuente de consulta en urgencias hospitalarias, suponiendo entre un 5 y un 20% del volumen total de las urgencias médicas. Se estima que por cada mil habitantes un hospital de referencia atiende una urgencia por dolor torácico al mes.

La evolución después de un infarto de miocardio depende de múltiples factores, entre ellos el tiempo de sospecha, diagnóstico e inicio del tratamiento, por lo que un triaje adecuado influye indirectamente en el pronóstico. Se compararán métodos de triaje realizados por diferentes grupos sanitarios en dos hospitales de una misma área urbana y valorar si hay diferencias.

En caso de existir diferencias, se propondrá mejoras a los servicios de Urgencias en la atención de del dolor torácico agudo no traumático de pacientes diagnosticados de cardiopatía isquémica.

## 4.- Diseño y Métodos

**a) Tipo de diseño y estudio:**

Estudio descriptivo observacional y retrospectivo

**b) Población de estudio, descripción de la muestra y procedencia de los sujetos:**

Se analizan los pacientes diagnosticados en el servicio de Urgencias o en el Servicio de Cuidados intensivos que provienen del área de urgencias del mismo hospital de infarto agudo de miocardio, síndrome coronario, angina y dolor torácico típico de dos hospitales de 2º nivel de la misma ciudad, Hospital 1/ SET y Hospital 2/ MTS durante el mes de enero de 2018.

La población ha sido proporcionada por la sección de Archivo de cada hospital, tras aplicar el filtro de los diagnósticos solicitados se han obteniendo 37 pacientes del Hospital 1 y 39 del Hospital 2 siendo la población total de 76 pacientes.

**c) Método de recogida de datos**:

Los datos se obtienen de las historia clínicas del sistema informático Selene, facilitadas por la sección de Archivo de cada hospital tras ser aprobado el proyecto por el Comité de Ética de Trabajos de Investigación (CETI-16/19) del Hospital 1 (anexo 1), y del Comité de Ética de Investigación (CEI) del Hospital 2 (anexo 2).

Se registrará en una tabla Excel los datos obtenidos tras información recogida en su historia informática.

**d) Variables (Anexo 3):**

- Variables Sociodemográficas:
  1. Hospital : 1 ó 2

2. Edad: Años cumplidos el día del alta.
3. Sexo: Varón o mujer.

- Motivo de consulta.
- Factores de Riesgo Cardiovascular:
  1. Hábito tabáquico: Paciente con hábito tabáquico activo o en el pasado.
  2. Hipertensión arterial (HTA): Descrito en el informe clínico.
  3. Dislipemia (DLP): Descrito en el informe clínico.
  4. Diabetes Mellitus (DM): Descrito en el informe clínico.
  5. Obesidad: Descrito en el informe clínico como obesidad o IMC >30.
  6. Antecedentes de patología cardiovascular previa ya sea en forma de patología coronaria o cerebrovascular.
  7. Antecedentes familiares de cardiopatía isquémica: Descrito en el informe clínico.
- Características del dolor:
  1. Duración: descripción en minutos del dolor torácico.
  2. Localización: Lugar anatómico donde se inicia el dolor.
  3. Irradiación: Lugar anatómico donde termina el dolor.
  4. Desencadenante: Cuál es el motivo (si existe) que propició el inicio del dolor.
  5. Tipo de dolor: Cómo describe el paciente el dolor.
  6. Terminación: Cuál es el motivo (si existe) que propició el final del dolor.
  7. Síntomas asociados: Si el dolor torácico se acompaña de otros síntomas y en el caso de que así sea qué clase de síntomas.
- Tiempo medido en minutos que trascurre desde que el paciente llega al servicio de urgencias hasta la petición de pruebas complementarias y creación del formulario de anamnesis por un médico.
- Pruebas complementarias realizadas: Analítica, si tiene informatizado

el Electrocardiograma (ECG), en caso contrario, descrito en el informe, y radiografía torácica .

- Tiempo transcurrido en minutos desde que se solicita la analítica y ésta llega a laboratorio , y tiempo transcurrido en minutos desde la recepción de la analítica y la obtención de resultados.
- Signos de exploración física: (Constantes, ingurgitación yugular, auscultación cardiaca y pulmonar, presencia de edemas en extremidades inferiores).
- Concordancia de gravedad en Triaje con diagnóstico final en urgencias y en caso de ingreso hospitalario, concordancia con el diagnóstico al alta.
- Destino final del paciente.
- Estancia en cuidados intensivos.
- Días de ingreso hasta el alta.

**e) Estrategia de análisis:**

Análisis estadístico, utilizando el programa IBM-SPSS v25 mediciones e intervenciones, de variables cuantitativas mediante T- Student y proporciones con Ji2, comparación de proporciones para muestras independientes, análisis de concordancia mediante el Índice Kappa.

## 5.- Calendario del estudio:

| | |
|---|---|
| Elección del tema | Enero 2019 |
| Búsqueda bibliográfica | Enero 2019 |
| Elaboración del proyecto | Febrero 2019 |
| Elaboración del documento para ser corregido por el tutor | Marzo 2019 |
| Presentación del proyecto | Marzo 2018 |
| Elaboración del documento para presentar al CEIC | 20 de marzo 2019 |
| Selección de la población y estudio | Marzo 2019 |
| Medición de las variables | Abril- Mayo 2019 |
| Análisis de resultados | Mayo y Junio 2019 |
| Conclusiones finales | Junio 2019 |
| Presentación Trabajo Final Master | 11 de julio 2019 |

## 6. Resultados

### Objetivo principal

Se analiza por métodos de triaje y se compara entre ellos el tiempo medido en minutos que transcurre desde la llegada del paciente a urgencias hasta que se crea un formulario médico, desde que se solicita analítica, el tiempo en que ésta llega a laboratorio y se obtienen los resultados y por último el tiempo hasta que se pide una radiografía.

Se puede observar que existe una diferencia estadísticamente significativa en el tiempo de valoración por un médico y en la petición de analítica. (Tabla 1 y Gráfica 1)

| Variables | SET | MTS | p |
|---|---|---|---|
| **Formulario** | 55,65±70,77 | **21,69 ±14,61** | **0.004** |
| **Analítica** | **10,24±7** | 24,54±14,9 | **<0.0001** |
| **Recepción en laboratorio** | 42,58±13,74 | 52,08±27,53 | 0.066 |
| **Resultados de analítica** | 92,08±31,8 | 91,13±31,77 | 0.897 |
| **Radiografía** | 30,51±64,83 | 46,25±82,53 | 0.367 |

Tabla 1.

Gráfica 1

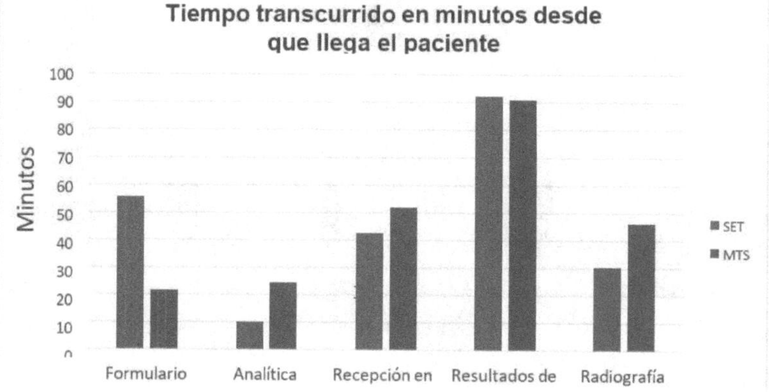

A continuación, se analizan las variables en función de la gravedad asignada a cada paciente por métodos de triaje:

| Formulario | SET | MTS | p |
|---|---|---|---|
| Gravedad 1 | N=0 | N=3<br>6,33±2,86 | |
| Gravedad 2 | N=7<br>23,14±20,47 | N=11<br>21,81±18,05 | 0.887 |
| Gravedad 3 | N=19<br>79,31±83,87 | **N=21**<br>**25,71±11,23** | **0.009** |
| Gravedad 4 | N=1<br>10 | N=1<br>18 | |
| Gravedad 5 | N=4<br>76±64,64 | N=0 | |

Tabla 2

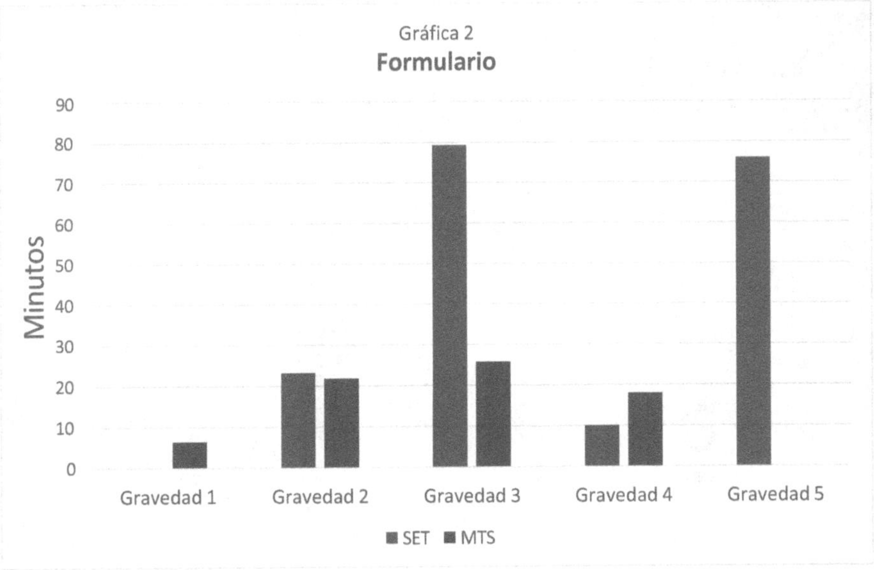

| Analítica | SET | MTS | p |
|---|---|---|---|
| Gravedad 1 | N=0 | N=3<br>2,66±0,94 | |
| Gravedad 2 | N=7<br>10,14±7,45 | N=11<br>22,36±14,43 | 0.056 |
| Gravedad 3 | **N=19**<br>**10,05±5,96** | N=21<br>30,33±11,04 | **<0.0001** |
| Gravedad 4 | N=1<br>12 | N=1<br>44 | |
| Gravedad 5 | N=4<br>14,75±10,05 | N=0 | |

Tabla 3

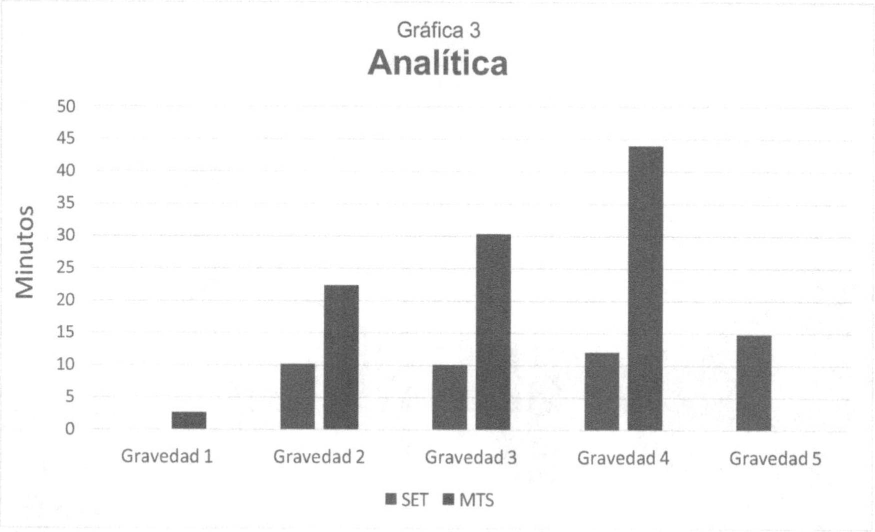

| Recepción | SET | MTS | p |
|---|---|---|---|
| Gravedad 1 | N=0 | N=3<br>20,33±11,26 | |
| Gravedad 2 | N=6<br>37,16±2,67 | N=16<br>48,45±19,94 | 0.194 |
| Gravedad 3 | **N=19**<br>**46±12,92** | N=21<br>60,47±23,71 | **0.024** |
| Gravedad 4 | N=1<br>49 | N=1<br>113 | |
| Gravedad 5 | N=4<br>50,25±17,13 | N=0 | |

Tabla 4

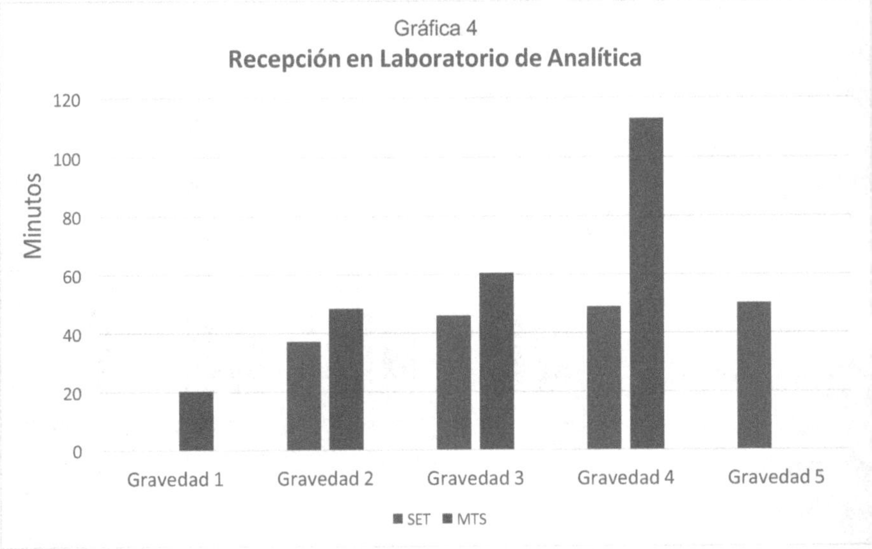

| Radiografía | SET | MTS | p |
|---|---|---|---|
| Gravedad 1 | N=0 | N=3<br>5,33±2,62 | |
| Gravedad 2 | **N=6**<br>**11,16±7,98** | N=8<br>31,22±78,78 | **0.036** |
| Gravedad 3 | N=19<br>38,57±78,78 | N=20<br>42,15±38,87 | 0.857 |
| Gravedad 4 | N=1<br>12 | N=1<br>12 | |
| Gravedad 5 | N=4<br>14,55±10,16 | N=0 | |

Tabla 5

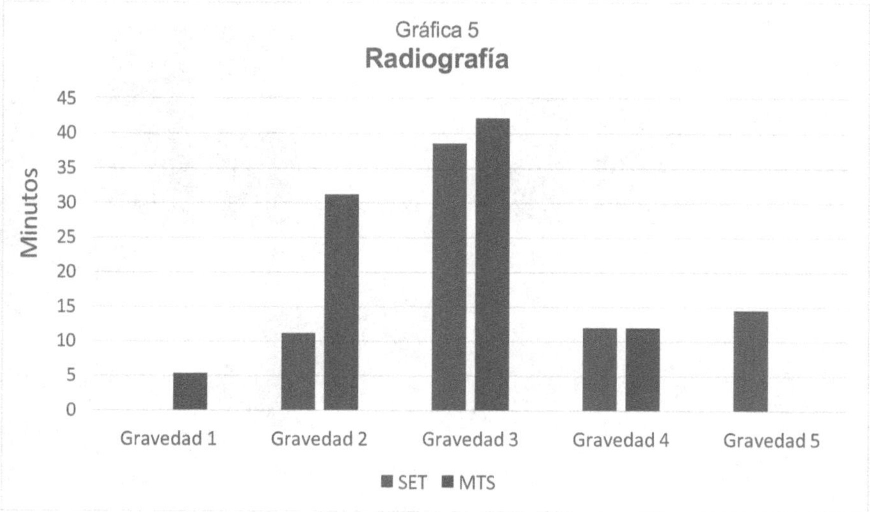

A su vez se analiza también el tiempo que trascurre desde que se solicita la analítica, llega a laboratorio y se obtienen los resultados.

| | SET | MTS | p |
|---|---|---|---|
| Tiempo desde la solicitud de analítica hasta que llega al laboratorio | 32,19±8,93 | **26,71±71** | **0,034** |
| Tiempo desde que llega la analítica hasta que se obtienen los resultados | 49,5±16,44 | **40,41±10,64** | **0.005** |

Tabla 6

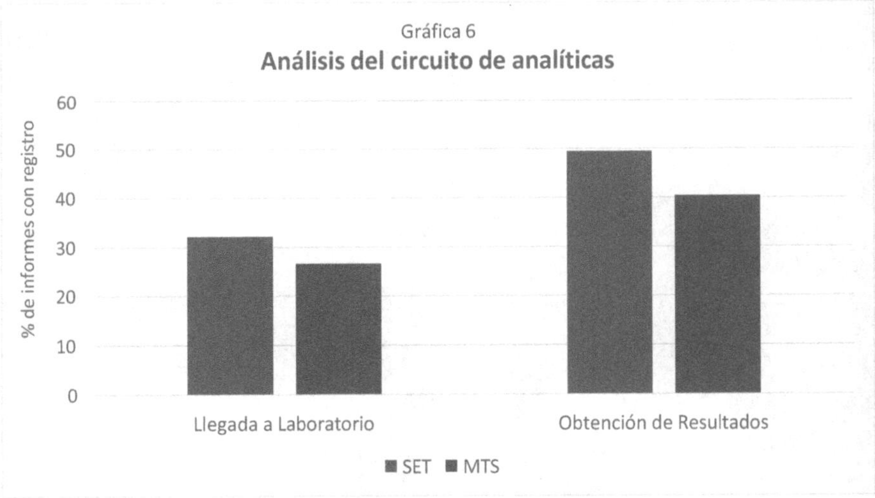

### Objetivos Secundarios

1. **Analizar la calidad de registro de diferentes variables en los informes.**

Respecto a la calidad de registro de los diferentes hospitales se dividen los resultados en tres apartados: Calidad de registro de los antecedentes personales, de las características del dolor, de la exploración física junto con ECG.

<u>Registro de los antecedentes personales</u>.

En el Hospital 1 los antecedentes familiares de cardiopatía isquémica (AF) sólo se registran en el 2,7% de los pacientes, seguido de la obesidad que se registra en el 18,92%. La historia actual o antigua de hábito tabáquico se describe en el 81%. Se registra de forma adecuada la HTA (100%), la Dislipemia (97,3%), la DM (97,3%) y los antecedentes personales de enfermedad cerebrovascular o coronaria (APC) (100%).

En el Hospital 2 los AF sólo se registran en el 10,25% de los pacientes, seguido de la obesidad que se registra en el 15,38%. La historia actual o antigua de hábito tabáquico se describe en el 84,62%. Se registra de forma adecuada la HTA (94,81%), la Dislipemia (84,62%), la DM (92,31%) y los antecedentes personales de enfermedad cerebrovascular o coronaria (94,81%).

No existen diferencias estadísticamente significativas entre los dos hospitales.

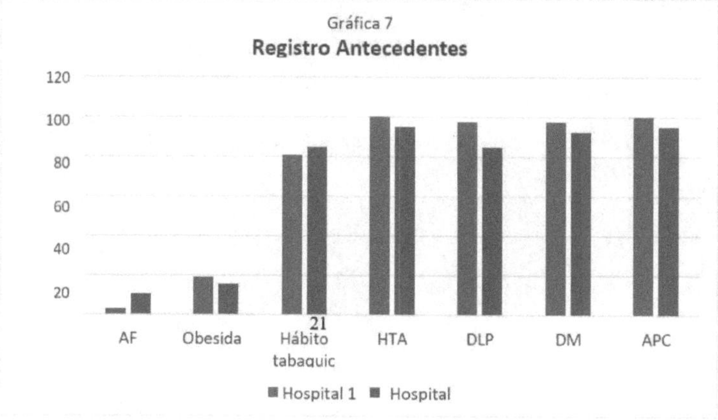

Registro de las características del dolor

En el Hospital 1 se describen de mejor a peor el tipo de dolor y síntomas asociados (97,3%), la localización y la irradiación (89,19%), el desencadenante (86,49%), duración (78,38%) y por último la terminación (67,57%).

En el Hospital 2 se describen de mejor a peor la sintomatología asociada al dolor (100%), la localización del dolor (84,61%), la irradiación (82,05%), la terminación (79,49%), la duración y el tipo de dolor (76,92%), y finalmente el desencadenante del dolor (64,1%).

Existen diferencias significativas en el registro del tipo de dolor (p=0,002).

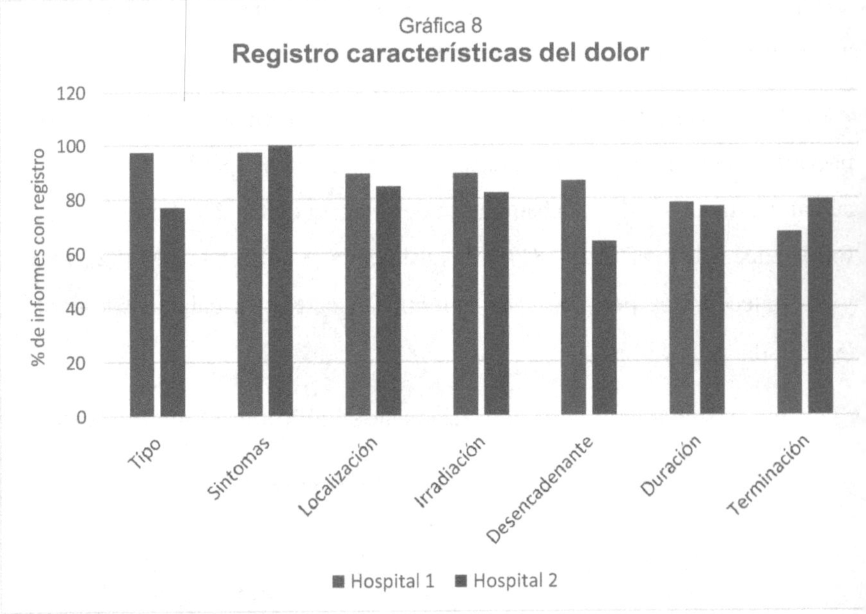

Registro Exploración Física, constantes vitales y ECG

En los informes clínicos de los dos hospitales se describe la exploración cardiopulmonar (ACP) en el 100% de los pacientes. En el Hospital 1 se describen la exploración de miembros inferiores (MMII) en el 91,89% de los casos por el 74,35% del Hospital 2 siendo significativa esta diferencia (p=0,038). En cuanto a los signos de ingurgitación yugular (IY) en el Hospital 1 se reflejan en el 32,43% por el 7,69 del Hospital 2 siendo esta última significativa (p=0.005).

Respecto al registro de las constantes vitales son muy similares en ambos hospitales, La Tensión Arterial se registra en el 95,59% del Hospital 1 por 92,31% en Hospital 2, la Frecuencia Cardiaca en el 86,49% Hospital 1 por 92,31% en Hospital 2, y la saturación de Oxígeno 91,89% y 92,31% respectivamente sin diferencias estadísticamente significativas.

La descripción del ECG en los informes es muy similar en ambos hospitales 94,59% Hospital 1 por 92,3% Hospital 2.

Gráfica 9

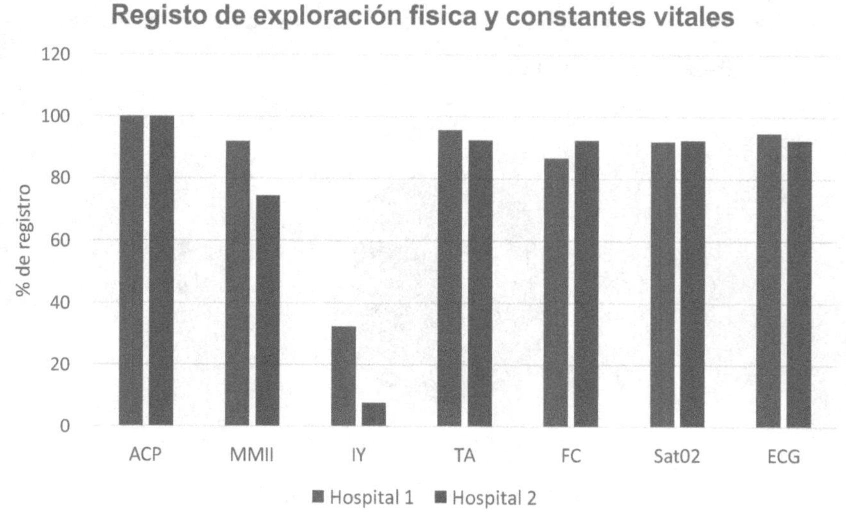

2. **Describir características sociodemográficas de la población que sufre estos eventos.**

Una vez analizado la calidad de registro se continua con la descripción de las variables sociodemográficas y factores de riesgo de la población total (76) analizando sólo los datos registrados:

- Edad media: 68,18 ±11,4 años.
- La relación de varones con respecto a mujeres es prácticamente de 2/1 con un 69,74% de varones frente a un 30.26% de mujeres

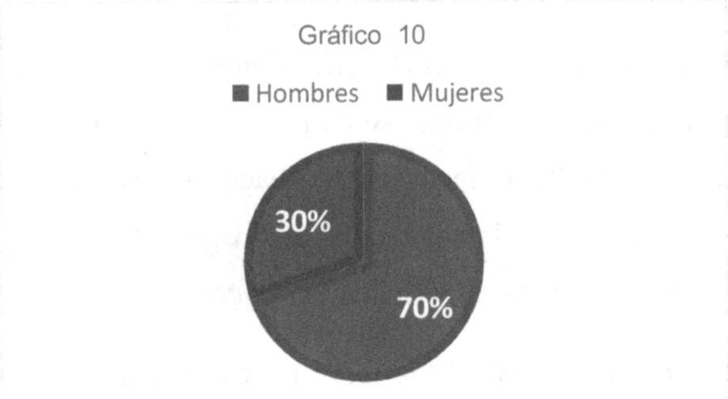


- El 85,53% de los pacientes que consultan en urgencias es por dolor torácico.
- En cuanto al hábito tabaco el 26,98% es fumador en activo, 34,92% exfumadores.

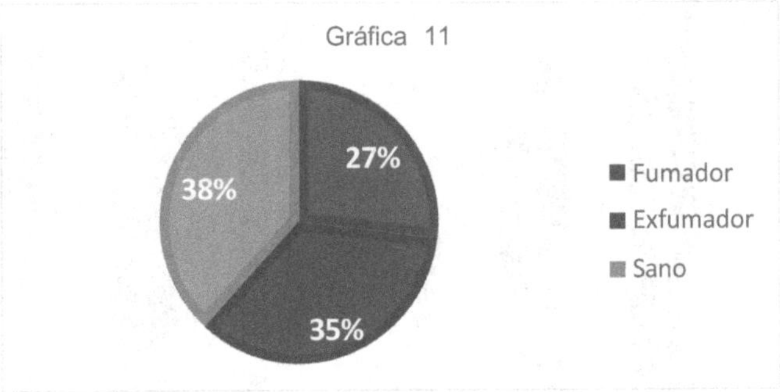


- Tres cuartas partes son hipertensos (75,67%).
- Están diagnosticados de Dislipemia el 66,67%.

- Padecen DM el 43,05%.
- El 100% son obesos, presentando un probable sesgo por el bajo registro.
- Presentan antecedentes de patología cardiovascular el 62,16% de los pacientes.

En la siguiente tabla se exponen las variables separadas por hospitales de los dos grupos de pacientes, objetivando que son dos poblaciones sin diferencias estadísticamente significativas:

| Variables | Hospital 1 | Hospital 2 | p |
|---|---|---|---|
| Edad (años) | 69,89 ±13.16 | 66,59 ±13,02 | 0.276 |
| Sexo (%Varón) | 64’87% | 74’56% | 0.456 |
| Consulta Dolor torácico | 83’78% | 87’17% | 0.773 |
| Fumador activo ó exfumador | 60% | 63,63% | 0.952 |
| HTA | 75’67% | 75’67% | 1 |
| Dislipemia | 69’44% | 63’63% | 0.621 |
| DM | 44’44% | 41’67% | 0.817 |
| Obesidad | 100% | 100% | 1 |
| Antecedentes P. Cardiaca | 64’86% | 59’45% | 0.811 |

Tabla 7

3. **Describir el diagnóstico, destino del paciente tras el alta de urgencias, si precisó cuidados intensivos y estancia media hospitalaria por hospitales.**

Se agrupan los diagnósticos en tres grupos. En el Grupo 1 dolor torácico atípico o parcialmente típico, Grupo 2 SCASEST/IAM no Q y ángor y en el Grupo 3 los diagnósticos de SCACEST/IAM Q.

En el Hospital 1 (SET) el 64,9% de los diagnósticos se engloba en el Grupo 2 y el 32,4% en el Grupo 3. Mientras que en el Hospital 2 (MTS) al Grupo 2 pertenece el 74,4% y al Grupo 3 el 23,1%.

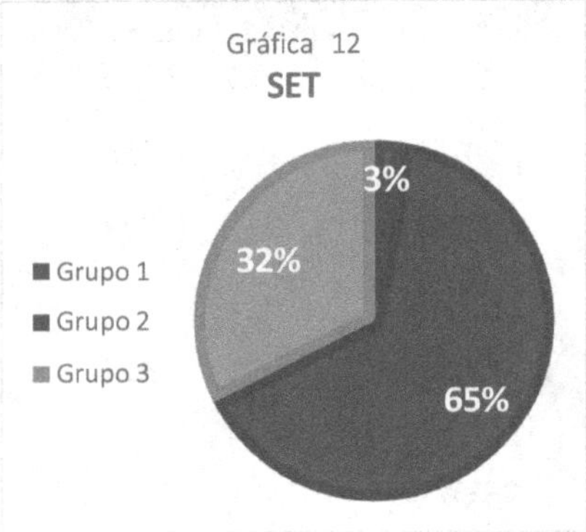


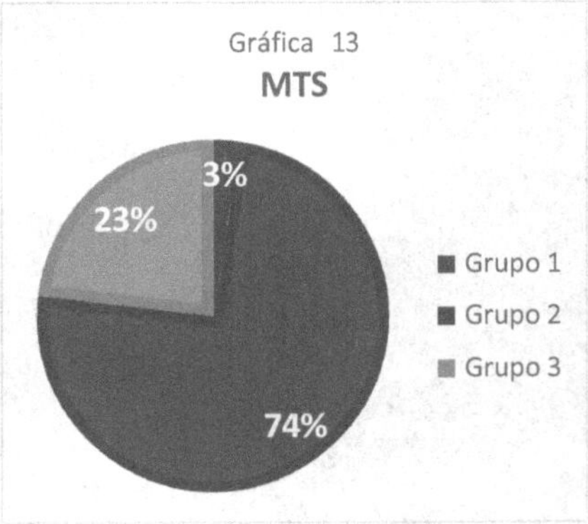


Al ser dado de alta del Servicio de Urgencias, el destino más frecuente en ambos hospitales fue el Servicio de Cardiología (Hospital 1 48,6% VS Hospital 2 55,3%) seguido de la Unidad de Cuidados intensivos en el Hospital 1 (21,6% VS 15,8%) mientras que el Hospital 2 el segundo destino más frecuente es traslado al hospital de referencia ( 13,5% VS 18’9%).

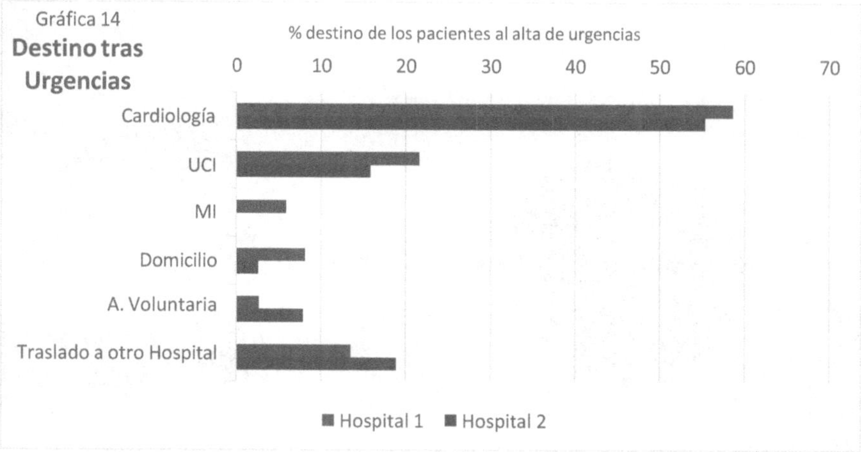


Respecto a los pacientes que precisaron estancia en la Unidad de Cuidados Intensivos fueron el 38'9% en el Hospital 1 de los cuales el 72,7% de ellos pertenecen al Grupo 3 (SCACEST/IAM Q). En el Hospital 2 fueron 34,2% de los cuales pertenecen al grupo 3 el 53'8% de los pacientes.

Gráfica 15

**Hospital 1 UCI**

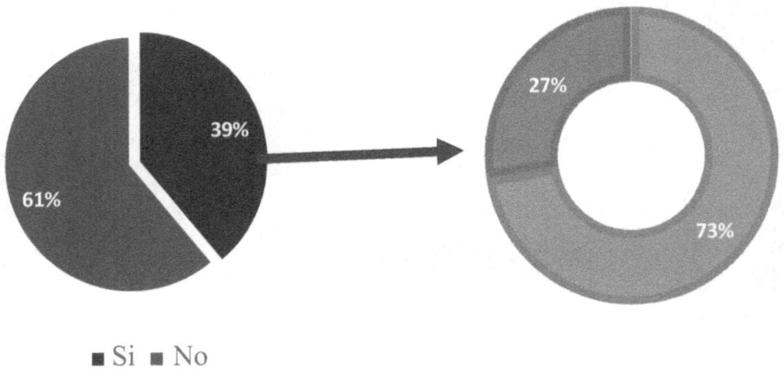


Gráfica 16

**Hospital 2 UCI**

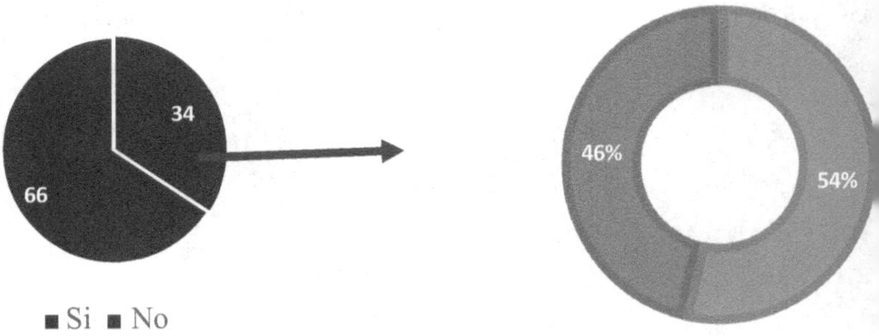

Por último, la estancia media de los pacientes que estuvieron ingresados fue en el Hospital 1 de 5,93±3,37 días y en el Hospital 2 de 8,93±4,67 días con una diferencia estadísticamente significativa (p=0,027).

4. **Analizar la correlación entre la gravedad en el triaje y diagnóstico final en urgencias y tras el alta hospitalaria.**

Al analizar la correlación entre la gravedad asignada en el triaje y el diagnóstico en urgencias existe una prevalencia alta de patología, ya que se analizan los pacientes diagnosticados únicamente de eventos cardiacos isquémicos obteniendo un acuerdo inferior al esperable al azar.

En cuanto a la consistencia entre los diagnósticos de urgencias y tras el alta hospitalaria se observa que existe una consistencia aceptable en ambos hospitales (0,4- 0,75).

**Consistencia entre diagnóstico de Urgencias y diagnóstico al alta tras ingreso**

| Hospital | | | Valor | Error estándar asintótico[a] | T aproximada[b] | Significación aproximada |
|---|---|---|---|---|---|---|
| 1 | Medida de acuerdo | Kappa | ,574 | ,121 | 4,057 | <0,001 |
| | N de casos válidos | | 29 | | | |
| 2 | Medida de acuerdo | Kappa | ,700 | ,119 | 5,095 | <0,001 |
| | N de casos válidos | | 34 | | | |
| Total | Medida de | Kappa | ,639 | ,085 | 6,484 | <0,001 |

| | | | | |
|---|---|---|---|---|
| acuerdo | | | | |
| N de casos válidos | 63 | | | |

Tabla 8

## 7. Conclusiones

De manera global se puede observar cómo cada método de triaje tiene unas ventajas y unos inconvenientes.

Objetivo Principal:

- El tiempo de espera hasta ser valorado por un médico es menor en Hospital en el que se realiza un triaje por enfermería (MTS). Esta diferencia se observa sobre todo en los pacientes triados como gravedad 3.
- Se solicitan antes las pruebas complementarias en el triaje realizado por médicos existiendo una diferencia significativa en las analíticas (SET).
- Respecto al tiempo que trascurre desde que llega el paciente hasta que la analítica llega a laboratorio y obtiene el resultado no hay diferencias. Si que hay diferencias significativas en el tiempo que trascurre desde que se solicitan analíticas y llegan al laboratorio y el tiempo en obtener los resultados a favor del Hospital 2 que tría mediante el sistema MTS.

Objetivos Secundarios:

Calidad de Registro:

- No existen diferencias en el registro de antecedentes personales entre los dos hospitales, observando que los antecedentes familiares y obesidad se registran por debajo del 20% de los informes

- En cuanto al registro Exploración Física, observamos una diferencia en la exploración de los miembros inferiores a favor del Hospital 1, al igual ocurre en el signo físico de Ingurgitación Yugular pero en este caso los dos hospitales deben mejorar el registro.
- Las constantes vitales y el ECG se describen adecuadamente en ambos hospitales.

Características sociodemográficas:

- La edad media es de 68 años y prácticamente el 70% de los pacientes son varones.
- El motivo de consulta más frecuente en el Servicio de Urgencias es el dolor torácico
- El 65% de los pacientes fuma o ha fumado anteriormente (Gráfica 11)
- Respecto a las patologías que son un riesgo cardiovascular predomina obesidad en el 100%, la hipertensión en 3 de cada cuatro pacientes y la dislipemia en 2 de cada 3.
- Por último, en este apartado, el 60% de los pacientes ya había presentado otro evento cardiovascular previo.
- No existen diferencias significativas en la población analizada por separado de cada hospital (Tabla 7).

Características del dolor: En general todas se describen en más del 60% de los informes, sólo existe diferencia significativa en el registro del tipo de dolor (Gráfica 8).

El diagnóstico más frecuente en ambos hospitales es

SCASEST/ángor, en cuanto al servicio que más ingresan desde Urgencias es Cardiología existiendo diferencias entre ambos hospitales en el segundo destino, en el hospital que tría mediante MTS lo segundo más frecuente es traslado a otro hospital mientras en el que hospital con triaje SET es la Unidad de Cuidados Intensivos (Gráfica 14).

Alrededor de una tercera parte de los pacientes que ingresa en el Hospital precisa cuidados por parte de la Servicio de Medicina Intensiva (Gráfica 15 y 16). Y existe una diferencia significativa en el número de días que los pacientes están ingresados, siendo menor estancia en el Hospital 1 con una diferencia estadísticamente significativa.

Para finalizar observamos una consistencia aceptable entre el diagnóstico de urgencias y el diagnóstico tras el alta hospitalaria en ambos hospitales, siendo mejor en el Hospital 2.

## 8. Limitaciones del Estudio.

Se ha podido cometer un sesgo de selección al provenir la muestra de nuestro estudio de una selección manual del archivo de pacientes, pudiendo haber quedado excluidos pacientes con un diagnóstico alternativo a los solicitados.

El tamaño muestral puede ser inferior al requerido al desconocer el número total de pacientes que ingresan en un año en cada hospital y consultas totales por dolor torácico en los servicios de urgencias de ese mes.

La validez externa de este estudio puede estar limitada al ser realizado en unos pacientes con unas características sociodemográficas determinadas.

Solo en tres pacientes del Hospital 1 quedó registrado un ECG, por lo que no podemos analizar en cuanto tiempo transcurre desde la llegada al paciente hasta que se realiza un ECG.

La concordancia entre la gravedad del triaje y el diagnóstico obteniendo un acuerdo inferior al esperable al azar, sería recomendable hacer un estudio analizando todos los dolores torácicos que consultan en Urgencias.

## 9. Discusión

Es importante un correcto triaje en los servicios de Urgencias y más en patologías como en los Síndromes Coronarios Agudos. Podemos observar cómo los pacientes se benefician de una atención más temprana en los triajes realizados por enfermería, en cambio una alteración en la analítica con marcadores cardiacos puede variar la actitud terapéutica y de ésta solicitud se benefician los pacientes que son triados por médicos.

Una parte importante es el funcionamiento de todos los engranajes del hospital, y vemos como, a pesar de que en el Hospital 1 se solicitan las analíticas antes, se obtienen los resultados prácticamente a la vez, por lo que en el hospital 2 un correcto circuito obtiene los resultados 15 minutos antes lo que puede implicar un diagnóstico más precoz.

Otra parte a destacar es la imposibilidad de obtener informáticamente el tiempo hasta que se realiza un ECG para valorar si se cumplen los estándares de calidad en la atención del dolor torácico, ya que para el diagnóstico del SCACEST es suficiente con un ECG patológico, pero al no quedar reflejado cuando se hace, ni en que momento es visto por un médico, no podemos valorar que triaje es más beneficioso.

En líneas generales la calidad de registro de los informes es buena, pudiendo mejorar en algunos puntos como el registro de Obesidad o antecedentes familiares.

Estos resultados se expondrán a los Servicios de Urgencias de ambos hospitales como propuesta de ciclo de mejora.

## 10. Consideraciones éticas:

Toda la información relativa al paciente han estado sometidos a la protección de datos definida para el sistema informático SELENE. Los registros externos han sido codificados, identificándose únicamente por un número y no han contenido datos personales. Toda la información recogida, al igual que los datos sociodemográficos han sido tratados de manera totalmente confidencial y secreta.

El estudio se desarrolla respetando los principios fundamentales establecidos en la redacción actual de la Declaración de Helsinki. Los registros incluidos en la base de datos son anónimos: todos los códigos de identificación de pacientes están encriptados lo que imposibilita la identificación de los sujetos. La confidencialidad de los sujetos incluidos en el estudio queda garantizada conforme lo dispuesto en la Ley Orgánica de Protección de datos de carácter personal (15/1999 de 13 de diciembre, LOPD).

**Bibliografía:**


1. Bayón Fernández J, Alegría Ezquerra E, Bosch Genover X, Cabadés O'Callaghan A, Iglesias Gárriz I, Jiménez Nácher JJ, et al. Unidades de dolor torácico. Organización y protocolo para el diagnóstico de los síndromes coronarios agudos. *Rev Esp Cardiol*. 2002;55:143-54.
2. Jones ID, Slovis CM. Pitfalls in evaluating the low-risk chest pain patient. Emerg Med Clin North Am 2010;28:183-201.
3. Cequier A. El registro MASCARA desenmascara la realidad asistencial del manejo de los síndromes coronarios agudos en España. *Rev Esp Cardiol*. 2008;61:793-6.
4. Botnar RM. Coronary plaque characterization by T(1)-weighted cardiac magnetic resonance.*JACC Cardiovasc Imaging*. 2009;2:729-30.
5. Instituto Nacional de Estadística (INE). Defunciones según la causa de muerte [citado 12 Feb 2013]. Disponible en: http://www.ine.es/jaxi/menu.do?
6. Dégano IR, Elosua R, Marrugat J. Epidemiología del síndrome coronario agudo en España: estimación del número de casos y la tendencia de 2005 a 2049. Rev Esp Cardiol [Internet]. 2013 Jun 1 [cited 2019 Jan 27];66(06):472–81. Available from: http://www.revespcardiol.org/es/epidemiologia-del-sindrome-coronario- agudo/articulo/90202772/
7. Lee TH, Goldman L. Evaluation of the patient with acute chest pain. The New England Journal of Medicine; Boston [Internet]. 2000 [cited 2019 Mar 17];342(16):1187–95. Available from: https://search.proquest.com/health/docview/223936809/abstract/34F4CB64EA BE4429PQ/1

8. Bermejo RS, Fadrique CC, Fraile BR, Centeno EF, Cueva SP, Castro EMD las H. El triaje en urgencias en los hospitales españoles. Emergencias: Revista de la Sociedad Española de Medicina de Urgencias y Emergencias [Internet]. 2013 [cited 2019 Mar 17];25(1):66–70. Available from: https://dialnet.unirioja.es/servlet/articulo?codigo=4153479.

9. 9.Ostabal Artigas MI. Dolor torácico en los servicios de urgencias. Med Integr [Internet]. 2002 Jun 15 [cited 2019 Jan 27];40(2):40–9. Available from: http://www.elsevier.es/es-revista-medicina-integral-63-articulo-dolor-toracico- los-servicios-urgencias-13034627

10. 10.De Miguel Manzano, B., Santiago Guervós, M., Candía, B., Blanco Hernández, A.,Muñoz Álvarez, D., Martín Jiménez, M. T. La historia clínica de urgencias, un parámetro de la calidad de la asistencia. Emergencias. 1997; 9(1): 31-34.

Anexo 1.

| **Tabla . Definición y valores de las variables del estudio.** | | | |
|---|---|---|---|
| **Nombre de la variable** | **Definición** | **Tipo de variable** | **Valores** |
| **Hospital** | HUMM, HUGR | Cualitativa nominal | Numérico; HUMM=1, HURS=2 |
| **Sexo** | Mujer, varón | Cualitativa nominal | Numérico; varón= 1, mujer=2 |
| **Edad** | Edad | Cuantitativa Continua | Años |
| **Motivo** | Motivo que lo llevó a consultar en Urgencias | Cualitativa nominal | Numérico; 1= Dolor torácico; 2=Sincope; 3= Miembro Superior Derecho, 4= Espalda; 5= Disnea, 6= Tos, 7= Palpitaciones, 8= Epigastralgia, 9 = Mareo |
| **Gravedad** | Prioridad asignada por el triaje | Cuantitiva ordinal | Numérico 1=1, 2=2, 3=3, 4=4, 5=5. |
| **Tabaco** | No fumador, fumador activo, exfumador | Cualitativa nominal | Numérico; Fumador activo=1, No fumador=2, Exfumador=3, No descrito=0 |

| | | | |
|---|---|---|---|
| **HTA** | Hipertensión o sin hipertensión | Cualitativa nominal | Numérico; Si=1, No=2, No descrito=0, |
| **Dislipemia** | Dislipemia o sin dislipemia | Cualitativa nominal | Numérico; Si=1, No=2, No descrito=0 |
| **DM** | Diabetes o sin diabetes | Cualitativa nominal | Numérico; Si=1, No=2, No descrito=0 |
| **Obesidad** | Obesidad o IMC>30. | Cualitativa nominal | Numérico; Si=1, No=2, No descrito=0 |
| **Antecedentes patología cardiaca** | Eventos cardiovaculares previos | Cualitativa nominal | Numérico; Si=1, No=2, No descrito=0 |
| **Antecedentes familiares d e patología cardiaca** | Descrito antecedentes familiares | Cualitativa nominal | Numérico; Si=1, No=2, No descrito=0 |
| **Duración** | Minutos del dolor torácico. | Cuantitativa continua | Numérico en minutos |
| **Localización** | Lugar anatómico donde se inicia el dolor. | Cualitativa nominal | Numérico: 1= Retroesternal/centro torácico, 2=Precordial/hemit óra x izquierd o, 3=Hemitórax derecho, 4= Ambos Hemitórax 5=MSI, 6=MSD 7= MMSS, 8 Espalda, 9= Epigastrio N o descrito=0 |

| | | | |
|---|---|---|---|
| **Irradiación** | Lugar anatómico donde termina el dolor | Cualitativa nominal | Numérico; 1= MSI 2= MSD, 3=MMSS 4= Espalda, 5=Cuello, 6= Epigastrio 7=Sin irradiación, 0=No descrito |
| **Desencadenante** | Cuál es el motivo (si existe) que propició el inicio del dolor. | Cualitativa nominal | Numérico 1=Esfuerzo, 2= Caminar, 3=Reposo, 0=No descrito |
| **Tipo de dolor** | Descripción del paciente del dolor | Cualitativa nominal | Numérico 1=Opresivo, 2= Pinchazo, 3=Quemazón, 0= No consta |
| **Terminación** | Cuál es el motivo (si existe) que propició el final del dolor. | Cualitativa nominal | Numérico 1=Reposo, 2=Cafinitrina, 3=Espontaneamente , 4= Analgesia 5= No cede, 0= No descrito |
| **Síntomas asociados** | Si el dolor torácico se acompaña de otros síntomas | Cualitativa nominal | Numérico 1=Cortejo vegetativo, 2= Disnea 3= Nauseas, 4= Sudoración, 5= Mareo, 6= Sincope 7=Palpitaciones, 8=Ningún sintoma 0= No descrito |

| | | | |
|---|---|---|---|
| **Formulario** | Minutos desde la llegada del paciente hasta que lo valora un medico | Cuantitativa continua | Numérico en minutos |
| **Analítica** | Minutos desde la llegada del paciente hasta que se solicita analítica | Cuantitativa continua | Numérico en minutos |
| **Recepción** | Minutos desde la llegada del paciente hasta que llega analítica a laboratorio | Cuantitativa continua | Numérico en minutos |
| **Troponinas** | Minutos desde la llegada del paciente hasta que se obtiene el | Cuantitativa continua | Numérico en minutos |
| | resultado en analítica | | |
| **ECG** | Minutos desde la llegada del paciente hasta que se registra ECG en histori a informatizada | Cuantitativa continua | Numérico en minutos |
| **Radiografía** | Minutos desde la llegada del paciente hasta que se solicit | Cuantitativa continua | Numérico en minutos |

| | | | |
|---|---|---|---|
| | a radiografía de tórax | | |
| **Tensión arterial** | Valores de PA en mmHg | Cuantitativa continua | Numérico en mmHg |
| **Frecuencia cardíaca** | Valores d e frecuencia en lpm | Cuantitativa continua | Numérico lpm |
| **Temperatura** | Valores d e temperatura en ºC | Cuantitativa continua | Numérico ºC |
| **Saturación d e Oxígeno** | Valores d e saturación | Cuantitativa continua | Numérico porcentual |
| **Ingurgitación Yugular** | Presencia o no de este signo físico en la exploración | Cualitativa nominal | Numérico; Descrita=1, No descrita=0 |
| **Auscultación Cardiaca** | Descripción d e esta exploración | Cualitativa nominal | Numérico; Descrita=1, No descrita=0 |
| **Auscultación pulmonar** | Descripción d e esta exploración | Cualitativa nominal | Numérico; Descrita=1, No descrita=0 |
| **Exploración d e Miembros Inferiores** | Descripción d e esta exploración | Cualitativa nominal | Numérico; Descrita=1, No descrita=0 |

| | | | |
|---|---|---|---|
| **Alteración en el ECG** | Descripción de estaprueba complementaria | Cualitativa nominal | Numérico;<br>Normal=1,<br>Anomalías=2<br>No consta=0 |
| **Diagnostico en Urgencias** | Diagnostico tras su estancia en urgencias | Cualitativa nominal | Numérico<br>Atipico/pacialmente típico=1<br>Angor/SCASEST =2,<br>IAM/SCACEST =3 |
| **Diagnóstico al alta** | Diagnóstico tras el alta hospitalaria | Cualitativa nominal | Numérico<br>Atipico/pacialmente típico=1<br>Angor/SCASEST =2,<br>IAM/SCACEST =3 |
| **Destino del paciente** | Lugar donde acaba el paciente tras el alta de urgencias | Cualitativa nominal | Numérico;<br>1=Cardiología;<br>2=UCI; 3= Medicina Interna;<br>4= Domicilio;<br>5=Alta voluntaria; 6= Traslado a otro Hospital |
| **Estancia en UCI** | Durante su estancia en el hospital estuvo en UCI | Cualitativa nominal | Numérico; Si=1, No=2, |
| **Días de Ingreso** | Días desde que consultó en urgencias hasta el alta hospitalaria | Cuantitativa Continua | Días |

Kolibri 360 GmbH
Ferdinand-Jühlke-Straße 7
99095 Erfurt, Deutschland
produktsicherheit@kolibri360.de

Druck:
CPI Druckdienstleistungen GmbH
im Auftrag der
Kolibri 360 GmbH
Ferdinand-Jühlke-Str. 7
99095 Erfurt